Kraftfahrer und Vielsitzer?

Tipps zur Ernährung, Fitness und Entspannung

von
Reinhard Frederking

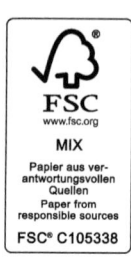

Bibliografische Information der Deutschen Nationalbibliothek
Die Deutsche Nationalbibliothek verzeichnet diese Publikation in der Deutschen Nationalbibliografie; detaillierte bibliografische Daten sind im Internet über http://dnd.d-nb.de abrufbar

1. Auflage: Oktober 2015

Originalausgabe
Veröffentlicht im Verlag Books on Demand

Erfahrungen aus dem Leben von Reinhard Frederking
Photos und Umschlaggestaltung Reinhard Frederking

Copyright by Reinhard Frederking
Hasenlohe 11
D-91257 Pegnitz

Herstellung und Verlag:
BoD - Books on Demand, Norderstedt
ISBN 978-3-7392-0311-9

Inhaltsverzeichnis

Seite	Inhalt
8	Über dieses Buch
11	Los geht's
14	Bausteine unserer Nahrung
17	Fernverkehr
21	Wie viel Kalorien braucht man eigentlich?
23	Warum gesunde Ernährung?
27	Ernährungsempfehlung, so sollte es sein
36	4 Wochen Fernverkehr
38	BMI
41	Portionsgrößen
42	Ernährungsempfehlung, das ist machbar
46	Figurprobleme?
51	So sieht die Realität nach 2 Jahren aus
52	Fitness
55	Entspannen
60	Schnelle Rezepte
71	Mein Ernährungsplan
77	Literaturnachweis/Literaturempfehlungen
79	Hinweis/Haftungsausschluß
80	Über den Autor
82	Schlusswort
84	Gedanken
86	Raum für Notizen

*Jeder Mensch ist etwas Besonderes!
Jeder Mensch hat Talente!
Entdecke Deine Talente
und mache etwas Besonderes daraus!*

Reinhard Frederking

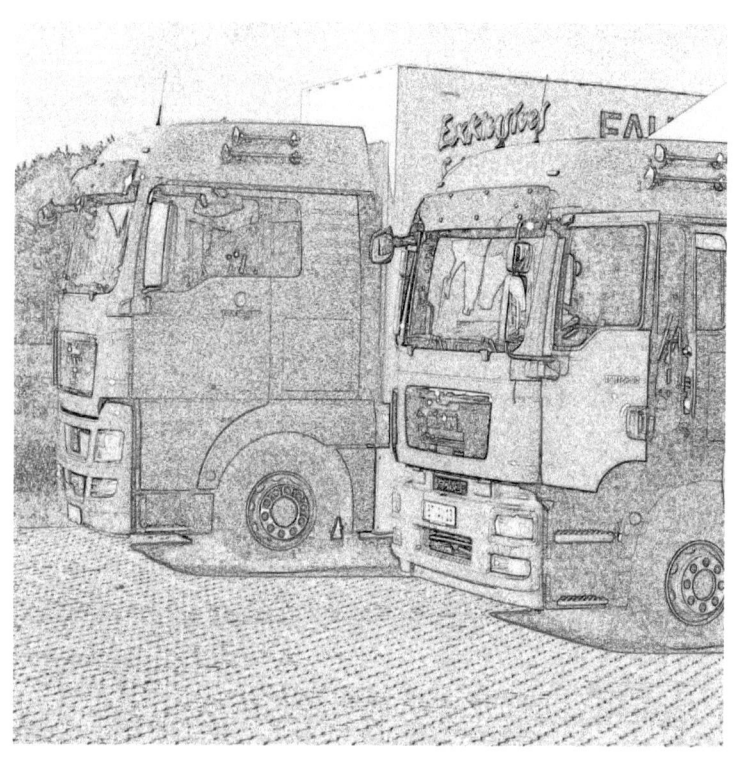

Wie dieses Buch entstand.

„Deinen Vortrag finde ich Klasse," meint Volker, „aber Du solltest einmal selber Fahren, um die Problematik der Berufskraftfahrer in Punkto Ernährung, Fitness und Entspannung noch besser zu verstehen".
Ein neuer Auftraggeber, Fahrschule Burkhardt, den Inhaber, Volker Burkhardt, kenne ich schon länger.
Als Ernährungsberater und Personaltrainer gebe ich auch Unterricht für Berufskraftfahrer. Ich unterrichte die Module Ernährung, Fitness und Entspannung.
Und so kommt es wie es kommen muss, ich mache mit 50 die beschleunigte Grundqualifikation für Berufskraftfahrer und den LKW-Führerschein.

Und weil es meines Wissens noch keinen Ratgeber für Berufskraftfahrer gibt, entsteht dieses Buch. Es enthält Ausschnitte aus meinem Leben als Berufskraftfahrer und Tipps, bzw. Wissenswertes aus meinen Vorträgen und meinem Leben. Es ist für all diejenigen gedacht, die die meiste Zeit ihres Berufes im Sitzen verbringen.

Und nun?

**Man ist nie zu alt
um etwas
Neues zu lernen!**

Erste Erfahrungen im Nahverkehr

Ich weis nicht, ob der Begriff Brummi-Fahrer, für den Berufskraftfahrer noch aktuell ist, aber zu meiner Jugendzeit war er das. Ich verband mit dem Brummi-Fahrer immer einen etwas rauhen Kerl, der eigentlich nett, freundlich und hilfsbereit war. Ich muß sagen, das trifft auch heute noch zu. Die Kolleginnen und Kollegen, die ich bis jetzt getroffen habe, waren alle hilfsbereit, nett und freundlich. Ach ja und verständnisvoll, gegenüber mir, dem Anfänger unter den Brummi-Fahrern. Bitte, liebe Kolleginnen, wenn ich von Brummi-Fahrern rede, meine ich sowohl Fahrerinnen, als auch Fahrer. Fühlt euch bitte genauso angesprochen.

Theorie und Praxis - zwei Welten treffen aufeinander?!
Meine erste Woche verbringe ich im Nahverkehr, mit einem 40-Tonner Sattelzug.
Ich stehe kurz vor 4 Uhr auf - Duschen, Zähne putzen, ...
Die wichtigste Mahlzeit des Tages ist das Frühstück, sage ich meinen Berufskraftfahrern in den Fortbildungsmodulen. Bei mir gibt es Kaffee und Marmeladenbrot, irgendwie habe ich Lust auf Süßes. Ist voll in Ordnung. Zum Frühstück das, worauf du Lust hast, hauptsache Frühstücken. Warum? Das Gehirn braucht Energie aus Kohlenhydraten um optimal zu arbeiten. Bei meinem Frühstück sind es das das Brot und die Marmelade.
Zur Brotzeit packe ich mir ein Joghurt, etwas Vollkorngetreideflocken, einen Apfel, ein Ei und Mineralwasser ein.

Der erste Kunde bekommt seine Ware, von Montag bis Freitag immer um 6 Uhr morgens. Die weiteren Kunden, fast immer die Selben, werden zu unterschiedlichen Zeiten angefahren.

Meine Brotzeit reicht aus. Aber ich stelle fest, dass ich zu wenig trinke, nur einen halben Liter. Ich gleiche das abends zu Hause aus.

Nach im Schnitt 14 Stunden bin ich in der ersten Woche abends zu Hause - ehrlich, schon etwas geschafft und etwas stolz auf mich, mit meinen 50 Jahren, noch einmal etwas ganz Anderes, als bisher, beruflich anzupacken.

Abends gehe ich als erstes mit meinem Hund spazieren, dann gibt es eine Kleinigkeit, Aufgewärmtes von Mittag, oder etwas das schnell geht.
Fernsehen ist uninteressant, lieber unterhalte ich mich mit meiner Frau. Dann ins Bett, früher wie sonst.
Das Wochenende verbringe ich mit Familie, Hund und Katz.

Die erste Woche ist für mich erfolgreich, besonders das Fahren und Rangieren mit dem Sattelzug, vorwärts, wie rückwärts, und oft nur wenige Zentimeter Platz bei der Rangierarbeit.

Um Leistung zu vollbringen braucht unser Körper Energie!

Wie setzt sich diese Energie zusammen, aus welchen Bausteinen besteht diese Energie?

(Ich liebe Schokolade, denn Schokolade macht glücklich! Mich zumindest!)

Bausteine unserer Nahrung

Aus welchen Bausteinen setzt sich die Nahrung zusammen?

Kohlenhydrate   1g = 4,1kcal
sind enthalten in Obst, Gemüse, Getreide, Hülsenfrüchten und Zucker. (Der Zucker und alle stark zuckerhaltigen Lebensmittel sollten gemieden werden.)
Eiweiß   1g = 4,1kcal
ist enthalten in Fisch, Hüsenfrüchten, Milch und Milchprodukten und in Fleisch
Fett   1g = 9,3kcal
(Alkohol   1g = 7,1kcal)
Vitamine
Mineralstoffe
Spurenelemente
Sekundäre Pflanzenstoffe
Ballaststoffe

Das optimale Nährstoffverhältnis in % des Energiebedarfs:
- Kohlenhydrate 45-60% (eher 60% mit vielen Ballaststoffen (Obst, Gemüse, Vollkornprodukte))
- Eiweiß 10-35%
- Fett 20-35% (eher 20%)

Die Werte in Klammern sind meine Erfahrungswerte.

Der **Apfel** ist für mich, neben Wasser, das wertvollste Nahrungsmittel

Er enthält neben den für die Verdauung so wichtigen

- Ballaststoffen

 auch

- Vitamine – er deckt ca. 15% des täglichen Vitaminbedarfs
- Mineralstoffe
- Spurenelemente
- Sekundäre Pflanzenstoffe

 und

- er ist vielseitig verwendbar
- schmeckt am besten frisch vom Baum

Er ist die ideale Zwischenmahlzeit, am besten mit einem Vollkornbrot (belegt mit Butter und Käse)

Das wichtigste im Leben ist

Gesundheit

Zufriedenheit

und

ein bisschen Glück!

Und jetzt der Fernverkehr.

Eine Herausforderung, nicht nur für einen Neuling.
Die erste Woche ist Stress pur. Viele Fragen treten auf:
- Habe ich alles dabei, was ich brauche?
- Schaffe ich es rechtzeitig zum Kunden?
- Funktioniert das Navigationsgerät?
- Wie halte ich die Lenk und Ruhezeiten ein?
- Wie versorge ich mich ohne Kühlschrank?

Die erste Woche ist wirklich hart.
Ich esse und trinke zu wenig.
Das Navigationsgerät schickt mich ein paar mal in die verkehrte Richtung, ich merke es aber rechtzeitig. Die Technik ist auch noch nicht so gut, wie sie sein sollte.
Im Verkehr komme ich prima zu recht, auch wenn die Straßen manchmal ganz schön eng sind.
Aber dann abends, PARKPLATZSUCHE! Eine Katastrophe! Du brauchst Nerven, am besten hast du keine mehr, endlich ein Platz, zwar nicht vorschriftsmäßig, aber ein Parkplatz, bei dem ich niemanden behindere. Und das bleibt auch weiter ein Albtraum, die Parkplatzsuche.
An dieser Stelle muss ich eine kleine Geschichte erzählen:
Wieder einmal Parkplatzsuche - Die Schranke am Autohof geht noch auf, 10 Euro kostet es. Also gibt es sicher noch einen Parkplatz. Denkste! Aber was soll ich

machen? Lenkzeit um! Schichtzeit um! Da neben den einen könnte ich mich noch hinstellen, ich muss nur vor ihm los fahren. Ich schreibe meinem Nachbarn ein paar nette Worte und meine Telefonnummer auf einen Zettel. Die Nachricht stecke ich in eine Klarsichthülle, als Schutz, falls es wieder regnet, und klemme sie in den Türgriff. Jetzt etwas essen. Im Restaurant frage ich nach meinem unbekannten Nachbarn, bzw. ob der Fahrer des LKW's mit der Nummer..... zufällig da ist. "Ja "- höre ich besorgt. Ich wende mich an den Herrn, "keine Sorge, ich habe Ihren Lkw nicht angefahren, aber ich habe sie zugeparkt. Ist das ok für Sie, ich stehe auch rechtzeitig auf um Sie raus zulassen." "Das macht nichts," entgegnet der Brummifahrer freundlich, "ich muss erst um halb 7 weiter fahren". "Prima entgegne ich, ich will schon um 6 Uhr weg sein." Wir unterhalten uns noch etwas und ich erzähle ihm von meinem Vorhaben mit dem Buch.
Bettzeit - Wecker stellen - schlafen.
Was ist das denn, mein Telefon klingelt, mitten in der Nacht. "Guten Morgen Herr Ernährungsberater, langsam müsste ich weiterfahren", höre ich eine mir bekannte Stimme.
Verdammt! Verschlafen! "Ich fahre gleich weg", antworte ich. Raus aus den Schlafsachen, rein in die Arbeitskleidung. Tür auf "Guten Morgen, tut mir leid, mein Wecker hat aus irgend einem Grund nicht geklingelt." "Passt schon", lacht mich mein Nachbar an.

Wir verabschieden uns und ich fahre los, heute ohne Frühstück und Morgenwäsche, aber gut gelaunt, war doch gut ihm meine Nummer zu geben.
Tja - bis jetzt habe ich nur gute Erfahrungen mit meinen Fahrerkollegen gemacht, ich hoffe das bleibt so.

Bewegungstipp: Wadenpumpe: Geht auch während der Fahrt. Zehenspitzen bleiben auf dem Boden, Fersen anheben und wieder absenken und das mehrmals hintereinander und immer, wenn es die Zeit erlaubt. Diese Übung soll Thrombosen vorbeugen. Sie ist ideal bei langem sitzen. Ich mache sie mehrmals täglich.

Das muss ich alles noch auf die Reihe bringen:
- Lange Arbeitstage, bis zu 15 Stunden und nervende Parkplatzsuche
- Schlafen im Fahrerhaus, mit ständigem Straßenlärm
- unregelmäßiges Essen
- fehlende Sanitäranlagen

aber das wird schon, die Kollegen haben es auch geschafft. Und es wird von Tag zu Tag besser, ich werde ruhiger und gelassener und kann auch mal ne fünf gerade sein lassen, Autogenes Training hilft mir dabei.
Die Arbeit an sich macht Spaß, sonst würde ich es nicht machen. Und wenn ich einmal nicht weiter weis, dann rufe ich einen meiner Kollegen an, oder Frage einen Brummifahrer vor Ort.

*Mit einem Lächeln
im Gesicht
geht vieles leichter!*

Wie viele Kalorien braucht man eigentlich?

Zum einen braucht der Körper immer Energie, um seine Funktion im Ruhezustand aufrecht zu erhalten = Grundumsatz.
Zum anderen braucht der Körper Energie um Leistung zu erbringen = Leistungsumsatz
Der Grundumsatz: Der menschliche Körper braucht 24 kcal (Kilokalorien) für jedes Kilo Körpergewicht.
Beispiel: Ein 80kg schwerer Mensch braucht 24 x 80 = 1920 kcal täglich um nur die Grundfunktionen des Körpers aufrecht zu erhalten, das heißt, die Funktionen von
- Gehirn
- Magen-Darm-Trakt
- Skelettmuskulatur
- Herz
- Restliche Körperfunktionen

Dieser Grundumsatz ist der Durchschnittswert eines ca. 20 Jahre alten Mannes und sinkt alle 15 Jahre um ca. 100 kcal.
Der Leistungsumsatz: Um Leistung zu erbringen braucht der Körper zusätzliche Energie:
- Bei leichter bis mittelschwerer Arbeit 1/3 Grundumsatz
- Bei schwerer Arbeit   2/3 Grundumsatz
- Bei Schwerstarbeit   3/3 Grundumsatz

Gesamtenergiebedarf = Grundumsatz + Leistungsumsatz

Diese Werte sind nur ein ungefährer Anhaltspunkt. Extremsituationen, Freizeitaktivitäten, Übergewicht, Untergewicht, und andere Faktoren sind nicht berücksichtigt.

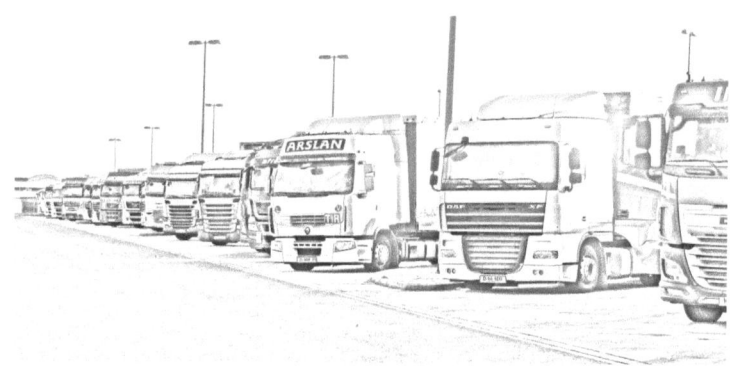

Warum gesund ernähren?

Darum gesund ernähren!

Die häufigsten Krankheitsrisiken durch falsche Ernährung in Deutschland sind:

Herz-Kreislauf-Erkrankungen

Übergewicht

Diabetes Mellitus

Fettstoffwechselstörungen

Alkoholismus

Chronische Lebererkrankungen

Gallenerkrankungen

Bauchspeicheldrüsenerkrankungen

Gicht

Osteoperose

Karies

und einige Krebsarten

Ein altes schottisches Sprichwort sagt:

An apple a Day
helps
to keep the Doctor away!

Frei übersetzt:

Esse jeden Tag Deinen Apfel
und
Du bleibst gesund!

Gastfreundschaft 2013

Auf dem Weg zum nächsten Kunden. Abends! Landstraße! Brauche einen Stellplatz für die Nacht. Keine Parkplätze, was tun? Ich such mit Hilfe des Navi's meinen ungefähren Rastplatz. Greußen in Thüringen. Ich suche eine Parkmöglichkeit. Ich sehe nur Verbotsschilder auf meinem Display. "Was tun? Ich suche ein Restaurant, oder Ähnliches. Ein Bistro, zeigt mir der Bildschirm. "Da rufe ich jetzt an und frage nach einem Parkplatz für Brummis. "Bistro Kranert," meldet sich eine sympathische Stimme. "Frederking, Grüß Gott, ich würde gerne heute Abend bei Ihnen essen, habe aber ein kleines Problem, gibt es bei Ihnen in der Nähe Parkmöglichkeiten für LKW's ?", frage ich höflich. "Das ist kein Problem," höre ich die Stimme, " wenn Sie zu mir zum Essen kommen, habe ich einen Parkplatz für Sie." "Gerne, vielen Dank." antworte ich. Ich glaube es kaum, aber es ist wahr, ich bekomme einen Parkplatz. "Sagen Sie mir wann Sie da sind, ich stehe mit meinem Auto und Warnblinkanlage an der Straße, machen Sie sich bemerkbar und fahren dann hinter mir her." "Ich rufe kurz vorher an," sage ich erfreut. Kurz vor Greußen rufe ich Herrn Kranert an und wie verabredet steht er mit seinem Auto bereit. Ich folge ihm bis zu einem Hof, fast neben seinem Bistro und parke. Ich bedanke mich vielmals. "Steigen Sie ein, ich nehme Sie mit".
Ein gemütliches Bistro erwartet mich, Bistro Kranert, Bahnhofstraße 21, Greußen und eine freundlich

Bedienung. Eine große Auswahl an Speisen, zu vernünftigen Preisen. Ein Hähnchen-Cordon-Bleu mit Pommes rot/weiß für 4,90€. Ein kleiner (normaler) gemischter Salat 3,50, das ist mein Abendessen.
Danach zurück in den LKW zum Schlafen.
Ich hatte eine wunderbar ruhige Nacht, auf meinem Hinterhofparkplatz.
Wenn Sie, liebe Leserin, lieber Leser, einmal nach Greußen in Thüringen kommen, genießen Sie die Gastfreundschaft dieser netten Menschen.

<u>Ernährungsempfehlung, so sollte es sein.</u>

Warum ist gesunde Ernährung für den Berufskraftfahrer und alle anderen Menschen so wichtig?

Gesunde Ernährung

steigert das Wohlbefinden,

erhöht die Leistungsfähigkeit,

beugt Krankheiten vor,

stärkt Körper und Geist,

ist abwechslungsreich,

hält fit und vital.

Was braucht Frau und Mann, um sich gesund zu ernähren?

Einen

vielsei  tigen

Speiseplan

Und so schaut ein vielseitiger Speiseplan aus.

1.) Er enthält ausreichend Flüssigkeit, denn der Körper des Menschen braucht zur Aufrechterhaltung seiner Funktionen und des Stoffwechsels ca. 2,5 Liter Flüssigkeit am Tag.

Mindestens 1,5 Liter müssen in Form von Getränken aufgenommen werden, die hauptsächlich aus Wasser und ungesüßten Getränken bestehen sollten.

Frucht- und Gemüsesäfte zählen zu den festen Nahrungsmitteln.
Cola, Limo, Energydrinks und ähnliche Getränke zählen zu den Süßigkeiten.

Feste Nahrungsmittel enthalten einen Flüssigkeitsanteil

Wasser entsteht aber auch durch biochemische Vorgänge in den Körperzellen bei der Energiegewinnung aus Kohlenhydraten.

Warum brauchen wir Flüssigkeit in Form von Wasser?
Wasser dient als Baustoff
Der Körper eines erwachsenen Menschen besteht zu 60-70% aus Wasser
Wasser dient als Lösungsmittel, z.B. zum Lösen der

wasserlöslichen Vitamine
-
Wasser dient als Transportmittel
–
in den Körperflüssigkeiten werden die Nährstoffe transportiert
–
im Blut z.B. der Sauerstoff
-
Wasser dient der Wärmeregulation
–
wenn es uns zu warm wird, fangen wir zu schwitzen an,
die Körpertemperatur wird so auf ca. 37° gehalten.

Faustregel

Der erwachsene Mensch braucht pro kg Körpergewicht 30-40ml Wasser/Flüssigkeit täglich
Ein 90 kg schwerer Mensch braucht also zwischen 3 und 4 Liter Flüssigkeit!

2.) Mehrmals täglich Obst und Gemüse denn:

Die meisten Obst- und Gemüsesorten haben wenig Kalorien aber:

Viel Flüssigkeit
als Bau und Transportmittel

-

Viele Mineralstoffe
als Bau und Informationsmittel

-

Viele Vitamine
zur Steigerung der Abwehrkräfte

-

Reichlich Ballaststoffe
für eine gute Darmfunktion

-

Sekundäre Pflanzenstoffe
zur Steigerung der Gesundheit

3.) Getreide, Getreideprodukte und Kartoffeln

Getreide, Getreideprodukte und Kartoffeln sind wesentliche Kohlenhydratlieferanten.
Außerdem liefern sie Eiweiß, wenig Fett, Mineralstoffe, Vitamine und Ballaststoffe

Bitte bevorzugen Sie die vollwertige Variante.

Warum, erkläre ich Ihnen an einem Getreidekorn.

In einem Weissmehlprodukt ist hauptsächlich der Mehlkörper des Getreidekorns enthalten. Dieser besteht aus Stärke und Eiweiß.
In einem Vollkornprodukt ist alles wertvolle eines Korns enthalten. Es werden auch folgende Bestandteile verwendet, die Aleuronschicht, sie enthält
- Mineralstoffe
- Vitamine und Eiweiß

Der Keim, er enthält
- Eiweiß
- Fett
- B-Vitamine

und die Schale, sie enthält
- Mineralstoffe
- und für die Verdauung so wichtigen Ballaststoffe.

4.) Milch und Milchprodukte

sind ein wichtiger Kalziumlieferant und liefern außerdem noch:

Eiweiß
Fett
Mineralstoffe
Vitamine

Bei Laktoseunverträglichkeit empfehlen sich laktosefreie Produkte.

5.) Fisch und Fleisch

liefern wichtige Mineralstoffe

und das für die Blutbildung so wichtige Vitamin B12

Fisch ist reich an Vitamin D, wichtig für den Knochenbau

und reich an mehrfach ungesättigten Fettsäuren,

die halten unsere Adern elastisch und beugen so

Arteriosklerose (Verengung der Adern durch Ablagerungen) vor.

Fleisch, besonders Rindfleisch, ist ein wichtiger

Eisenlieferant.

6.) Fette und Öle

Sollten am besten in nicht erhitzter Form verzehrt werden

Butter für Brot oder Brötchen

Native und extra native Speiseöle für Salate

Fette und Öle sind Energielieferanten und wichtig für die Aufnahme von fettlöslichen Vitaminen.

Fette und Öle sind sparsam zu verwenden!

Fett kann Fett machen!

7.) Das sollte die Ausnahme sein:

Alles Fette, Fritierte, Süße und Salzige
Fast Food wie Hamburger und Pommes
Süßigkeiten wie Schokoriegel, Kuchen, Gebäck, ….
Fettes wie Currywurst, Leberkässemmel, …..
Süße Getränke wie Cola, Limo, Energydrinks, ……

Wenn es mal wirklich schnell gehen muss, dann einen Döner mit viel Salat und wenig Soße.

Wenn es doch einmal Fastfood sein soll, fragen Sie nach extra Salat, extra Zwiebeln, extra Tomate für den Burger.

Ein Gläschen Bier oder Wein nach der Arbeit ist ok.

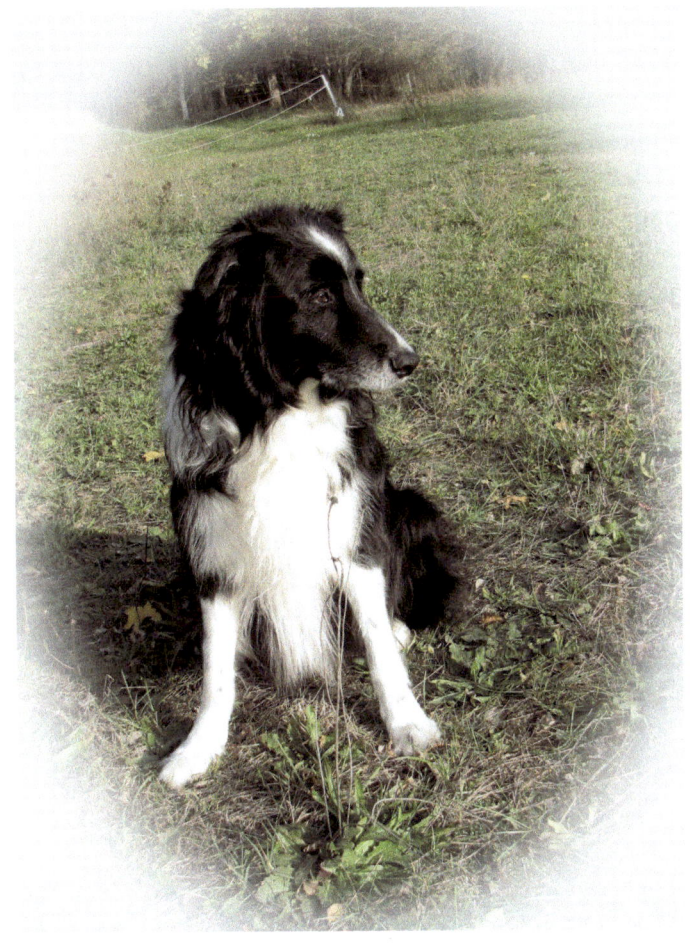

Mein Freund Jack 13 Jahre

4 Wochen Fernverkehr

Wenn man die Besonderheiten der einzelnen Firmen erst einmal kennt, dann macht die Arbeit richtig Spaß. Leider gibt es viel zu wenige Parkplätze, was das Einhalten der Ruhezeiten fast unmöglich macht.
Ich trinke immer noch zu wenig.
Ernährung: Ein Kühlschrank wäre ideal, habe ich aber noch nicht. Meine Verdauung funktioniert prima.

Vorläufige Ernährungsempfehlung für unterwegs, das darf nicht fehlen :
- Jeden Tag ein Joghurt mit Vollkornbasismüsli.
- Jeden Tag einen Apfel
- Jeden Tag Salat, entweder vom Discounter ca. 1,80€ mit Dressing, oder beim Rasthof.
- Ausreichend Getränke

Ernährung am Wochenende:
- Auf jeden Fall das, worauf man Lust hat.
- Fisch sollte dabei sein
- Viel Trinken
- Obst
- Salat
- Gemüse

Am Abend vor der neuen Arbeitswoche:
- leichte Kost mit magerem Fleisch oder Fisch und viel Salat und /oder Gemüse

Übersehen

Ich bin leer und auf dem Weg zum nächsten Kunden zum Beladen. - Das Telefon klingelt: "Herr Frederking, wo sind Sie gerade, Sie müssten sich mit einem Kollegen treffen, der hat ein Rohr auf der Ladefläche übersehen und es vergessen abzuladen, das muss unbedingt noch auf die Baustelle." "Geht klar, ich hab noch Lenk und Schichtzeit." Wird ein wichtiges, aber kleines Rohr sein," denke ich mir, "wenn der Kollege das übersehen hat." Ich rufe den Kollegen an um einen Treffpunkt zu vereinbaren.

Ich treffe mich mit dem Kollegen. "Na dann lad ma mal um," denke ich mir gespannt. Der Kollege öffnet seine Fahrzeugseite und ich sehe das Rohr! - ! - ! --Vergessen abzuladen? --------Übersehen?

S e c h s Meter lang! V i e r z i g Zentimeter im Durchmesser!

Wir laden um und ich fahre schmunzelnd zur Baustelle und lade das vergessene Rohr ab.

Wohlfühlgewicht?
Hat
Jede(r)!

Bauchgefühl?
Lerne
darauf
zu
Hören!

Was ist schon normal an Gewicht?

Jeder Mensch hat sein persönliches Wohlfühlgewicht und dieses Wohlfühlgewicht wird er, Gesundheit vorrausgestzt, mit gesunder Ernährung erreichen, was ich im Laufe meiner langjährigen Arbeit als Ernährungsberater bei meinen Kunden festgestellt habe. Und dieses Wohlfühlgewicht befindet sich bei den meisten im ungefähren Rahmen des BMI leichtes Übergewicht, bis ca. 28. Hören Sie auf Ihren Bauch, wenn der sagt satt, dann meint er auch satt. Nicht weiter essen, auch wenn es noch so gut schmeckt.
Als ungefähren Anhaltspunkt kann man den BMI nehmen. Der BMI = Body Mass Index errechnet sich wie folgt:

$$BMI = \frac{\text{Körpergewicht}}{\text{Körpergröße in Metern} \times \text{Körpergröße in Metern}}$$

BMI 20-24,9 = normales Gewicht

BMI 25-29,9 = leichtes Übergewicht

BMI > 30,0 = abnehmen

BMI > 34,0 = schleunigst abnehmen

Eine andere Möglichkeit bietet, das Verhältnis zwischen Taillen- und Hüftumfang zu kennen.
Taillenumfang kleiner Hüftumfang bei Frauen, kleiner oder gleich bei Männern.

Es geht auch ohne Kalorienzählen.

Anhaltspunkte für gesunde Erwachsene

So viele Portionen Lebensmittel brauchen wir ungefähr :

Getränke:
- 4 oder mehr Portionen = ca. 1 Liter Wasser
- 2 oder mehr Portionen energiearme Getränke, wie Schorlen, Tee oder wenig gesüßte Getränke

Getreide, Getreideprodukte und Kartoffeln:
- ca. 5 Portionen

Gemüse und Salat:
- ca. 3 Portionen

Obst:
- ca. 2 Portionen

Milch und Milchprodukte:
- ca. 2 Portionen

Fleisch:
- 1-2 mal die Woche Fleisch, wenn möglich aus Bio- oder Freilandhaltung
- 0-2 mal die Woche Wurst

Fisch:
- ca. 2 mal die Woche, bitte nur MSC-Qualität, Bio oder aus der inländischen „Bio"-Fischzucht, wie Karpfen, Forelle, Schleie,…

Eier:
- ca. 1

Öle und Fette:
- ca. 1-2 Portionen Öle
- ca. 1-2 Portionen Fette

Süßes:
- 1-2 Portionen

So groß dürfen die Portionen sein :

- Getränke 1 Portion = ca. 250ml

- Brot so groß wie die ganze Hand

- Nudeln, Kartoffeln, Reis, so groß wie die Schale aus zwei Händen

- Stückobst 1 Stück

- kleines Obst und Gemüse was in die Schale aus zwei Händen paßt.

- Käse zwei Scheiben, Joghurt und trinkbare Milchprodukte ca. 200ml

- Fleisch so groß wie der Handteller

- Fisch – da darf es auch gerne mehr sein

- Öle und Fette ein EL (Öl ca.15 g, Butter oder Fett ca. 30 g)

- Süßigkeiten und Ähnliches - was in eine Hand passt, bzw. ein Stück

Ernährungsempfehlung, das ist machbar?

Frühstück

Die wichtigste Mahlzeit des Tages ist für mich das Frühstück.

Was beinhaltet ein gesundes, vollwertiges Frühstück?

Ein Glas Obst- oder Gemüsesaft
und
Milch oder Kaba

und
Müsli selbst gemischt mit
Getreideflocken, Milchprodukt, Obst,
eventuell mit Nüssen und Mandeln und eine
Scheibe Brot mit Belag
oder
Vollkornbrötchen, Vollkornbrot, Butter, Marmelade,
Honig, Creme und ein Stück Gemüse oder Obst
oder
Vollkornbrötchen, Vollkornbrot mit Frischkäse und
Schnittlauch,
dazu ein Stück Obst oder Gemüse
oder
Vollkornbrötchen, Vollkornbrot mit magerer Wurst,
Schinken oder Käse, dazu ein Stück Obst oder Gemüse

Zum Trinken Wasser, Kaffee oder Tee

Für unterwegs gilt:

*

kohlenhydratreiche Kost
aus Obst, Salat und Gemüse
*

mageres Fleisch,
am besten Puten- oder Hähnchenfleisch
*

täglich Vollkornprodukte
*

frische Kräuter
*

wenn einmal Fast Food,
dann einen Puten- oder Rindfleisch-Döner
mit viel Salat und wenig Soße
*

regelmäßig trinken, am besten Wasser
und ungesüßte Getränke
*

täglich „Gymnastik"
*

bewegen so oft es geht
*

zum Entspannen
vielleicht einmal Yoga
*

Mit Kühlschrank geht vieles leichter

Nach 3 Monaten komme ich in den Genuss einen neuen MAN zu fahren, für mich das Fahrzeug überhaupt. Vielleicht bin ich etwas vorbelastet, denn ich habe auf einem MAN meinen Führerschein gemacht. Ich setze mich hinein und fühle mich vom ersten Augenblick an wohl. Der Sitz ist wie für mich gemacht. Ich schaue mich im Fahrzeug um und stelle zu meiner Freude fest, dass sich ein Kühlschrank neben dem Fahrersitz befindet.
Jetzt geht die gesunde, abwechslungsreiche Ernährung noch einfacher. Salat, Salatsoße, Käse, Schinken, Joghurt, Pudding, Schokolade, alles hat jetzt Platz. Bei meinem ersten Einkauf unterwegs, kommt noch Fisch dazu. Das meiste Obst braucht zum Glück keinen Kühlschrank, denn frisch gekauft hält es ein paar Tage.

Man

ist

wie

man

ist/ißt?!

Figurprobleme?

Auf das sollten Sie achten!

Welcher Figurtyp sind Sie?

Der Birnentyp Eher bei Frauen	Der Apfeltyp Eher bei Männern
Fettdepot Hüfte, Oberschenkel	Großer Bauchumfang (über 94 cm bei Männern, über 80 cm bei Frauen)
geringeres Gesundheitsrisiko	Hohes Gesundheitsrisiko - Herzinfarkt - Schlaganfall
	Metabolisches Syndrom - Diabetes Mellitus - Bluthochdruck - Fettstoffwechsel-störung

So? oder So?

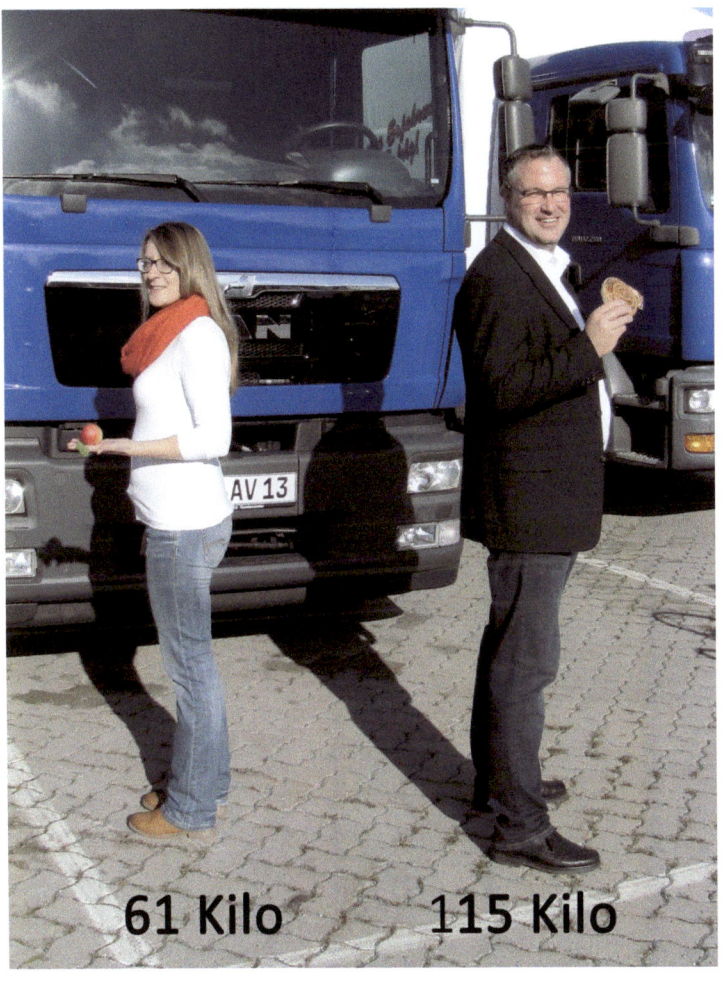

So
bleiben oder werden Sie

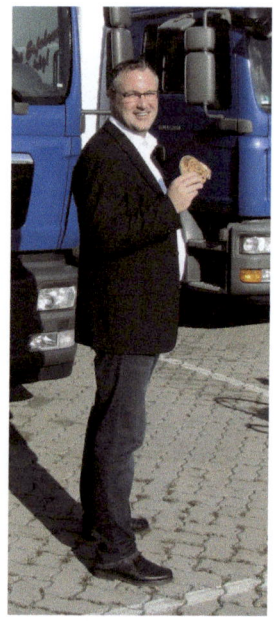

Mit:

Bewegungsarmut
Geringer Trinkmenge
süßen Getränken, wie Cola, Limo,
Energydrinks und Ähnlichem
Konditoreiwaren und Süßem
Fettem wie
Frittiertem und Gebratenem

So
bleiben oder werden Sie

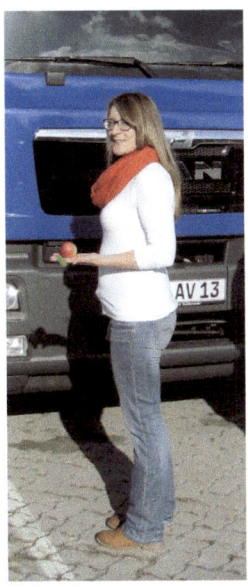

Mit:
Regelmäßiger körperlicher Betätigung
Spazieren gehen, Fahrrad fahren,
moderaten Sport treiben

Normaler Trinkmenge, mindestens 1,5l
Wasser und ungesüßte, energiearme Getränke

Ballaststoffreicher Ernährung,
Vollkornprodukten,
viel Gemüse und Obst

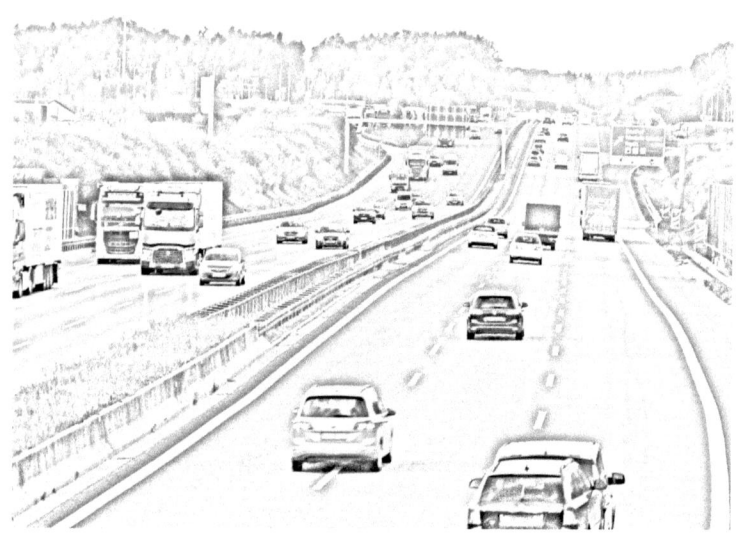

So sieht die Realität nach über 2 Jahren als Berufskraftfahrer aus!

Nach einem halben Jahr Fernverkehr bin ich endlich im Nahverkehr. Die Arbeitszeit ist auch nicht kürzer, aber ich bin zu Hause bei meiner Familie und schlafe im eigenen Bett.

Ich habe mir einen "Tagesrhytmus" angeeignet, den ich, egal wann ich aufstehen muss, eigentlich fast immer einhalte, außer an arbeitsfreien Tagen.

- Nach dem Aufstehen ab ins Bad und dann ein kleines Frühstück
- Kaffee, Getränke und Brotzeit für unterwegs einpacken
- Abfahrtskontrolle an der Zugmaschine und meinem Auflieger
- Während der Fahrt und bei Pausen Brotzeit je nach Hunger, bzw. Durst.
- Während der Fahrt, sofern möglich, und bei den Pausen etwas Gymnastik
- Arbeitsende, am Fahrzeug tun was nötig ist.
- Daheim (Kaffeepause, wenn es die Zeit erlaubt)
- Abendessen (ich koche selbst)
- Mit meinem Hund spazieren gehen, mindestens eine halbe Stunde. Meine Frau begleitet mich und so haben wir Zeit zum Reden.
- Noch einen Kaffee und dann ins Bad und ab ins Bett

Gymnastik / Fitness für unterwegs

Alle Übungen nur soweit machen wie es für Sie geht!

Morgens vor Fahrtantritt, bzw. nach dem Aufstehen:
- Dehnen und strecken
- Beine ausschütteln
- Arme ausschütteln
- Kniebeugen
- Hüftkreisen links und rechts herum, je ? mal
- Gegen einen gedachten Boxsack boxen
- Rückbeuge

Zwischendurch:
- Zehenspitzen auf dem Boden, Fersen anheben
- Kopf seitlich neigen - ohne Kraftaufwand den Kopf zuerst auf die eine Seite, dann auf die andere Seite, langsam absinken lassen. Mehrmals wiederholen.
- Schultern nach vorne und nach hinten kreisen

In der Pause:
- Arme nach oben strecken - Oberkörper mit ausgestreckten Armen absenken, bis die Finger den Boden berühren (wenn möglich). Oberkörper für einen Moment baumeln lassen.
- Gerade hinstellen - Arme gestreckt langsam nach oben heben und gleichzeitig langsam auf die

Zehenspitzen stellen - Arme gestreckt langsam senken und gleichzeitig aus dem Zehenspitzenstand langsam die Ferse absenken.
- Schüttle deine Arme und Beine aus. erst den linken Arm, dann den rechten Arm, dann das linke Bein, dann das rechte Bein.

- Stelle dich an eine Wand oder eine gerade Fläche deines Trucks. Halte eine halbe Armlänge Abstand. Lege deine Unterarme so an die Wand, das dein Unter- und Oberarm einen rechten Winkel bilden. Schiebe nun dein Becken so weit wie möglich Richtung Wand.
Wiederhole diese Übung 10 mal.

- Vorbeuge + Rückbeuge

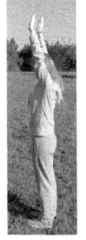 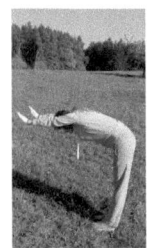 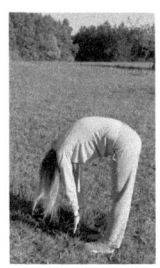 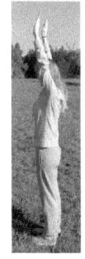 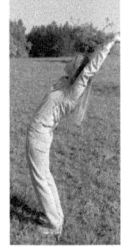

Julia

- Liegestütz am Fahrzeug beidarmig oder einarmig

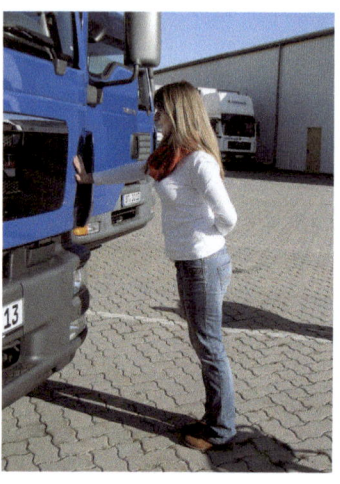 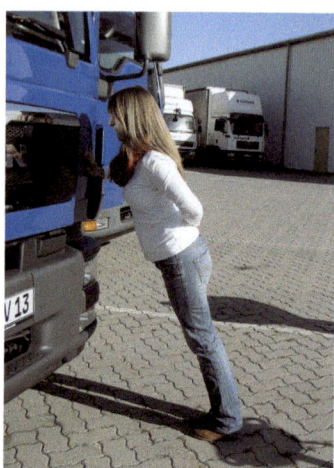

- Wadentraining an einer Treppe
  Mit den Händen gut festhalten

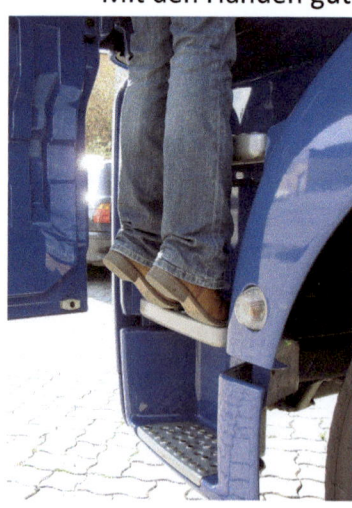 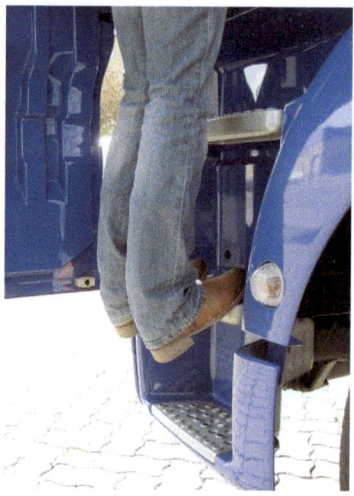

Gymnastik / Fitness am Wochenende

Bewegung wenn möglich mindestens 1 Stunde z.B.
- Spazieren gehen
- Wandern
- Radfahren
- Schwimmen
- Moderater, bzw. gemäßigter Sport, bei dem man nicht außer Atem kommt.
- Fitnessstudio ?
- Rudern, halte ich persönlich für sehr wichtig, zur Stärkung der Schultern, bzw der Muskeln und Sehnen die für die Beweglichkeit der Schultern und der Arme wichtig sind. Kann man auch im Fitnessstudio machen.
- Training unterer Rücken

Entspannen

Entspannen auf die Schnelle / Stressabbau

- Kaltes Wasser über die Handgelenke laufen lassen
- Gleichmäßig und ruhig durch die Nase ein und ausatmen
- Hände aneinander reiben – wenn die Handflächen warm sind wie zwei Schalen über die Augen halten und die Augen für einen Moment schließen
- Wasser trinken
- Im Gänseschritt um den LKW laufen

Entspannen auf engstem Raum mit PME

Ich will nur kurz die Grundzüge des PME anschneiden, wen es interessiert, es gibt genügend Literatur zu PME zum Nachlesen.

Warum PME = Progressive-Muskelentspannung?
Es ist eine tolle Möglichkeit auf engstem Raum seine Muskeln zu entspannen und gleichzeitig zu trainieren. Ich komme auf diesen Gedanken als ich das Wochenende im LKW verbringen darf. Ich liege so da, in meinem kleinem, engen LKW-Bett und habe leichte Kreuzschmerzen, bzw. Verspannungsschmerzen. Und so überlege ich mir, was ich bei dem Sauwetter, das außen herrscht, gegen diese Verspannungen machen kann und da fällt mir PME ein. Ich gebe zu, PME ist nicht so mein

Ding, bis heute. Ich habe bei meiner Ausbildung zum Entspannungspädagogen den Kursleiterschein für PME nach Jacobsen gemacht. Jetzt weis ich wofür. Ich erinnere mich an einige Übungen und beginne sogleich diese in die Praxis umzusetzen. Wunderbar, nach ein paar Übungen geht es mir gleich viel besser.

Wie kann ich nun meine Muskeln trainieren und gleichzeitig entspannen, werden Sie sich zu Recht fragen?
Ein Muskel wird trainiert, in dem man ihn anspannt, bzw. belastet. Ein Muskel wird entspannt, wenn man ihn locker lässt. Und genau diese Mischung aus Anspannen und Entspannen ist die ideale Möglichkeit auf engstem Raum etwas für sein Wohlbefinden zu tun. Und genau diese Mischung aus Anspannen und Entspannen ist die Funktionsweise von PME.

Spanne einen Muskel, oder eine Muskelgruppe an, aber nicht zu fest, vielleicht mittelmäßig und halte diese Spannung ca. 7 Sekunden, lasse langsam locker. Warte einen Moment und spanne erneut an. Mehrmals wiederholen.

Eine weitere Möglichkeit zum Entspannen ist Autogenes Training. Auch hier gibt es einiges an Literatur, wie zum Beispiel mein Buch.

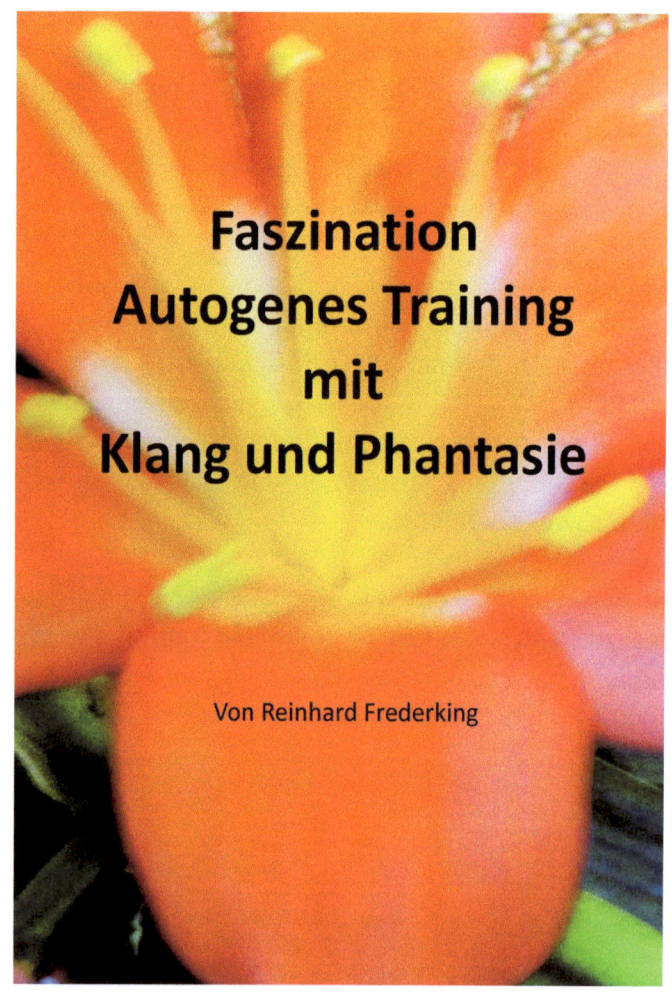

Auszug aus meinem Buch.
Das Ziel des Autogenen Trainings ist Entspannung – und davon ausgehend:
- Erholung
- Leistungssteigerung
- Die Steigerung der Fähigkeit in Harmonie und ruhiger Gelassenheit zu leben

Spreche in Gedanken folgenden Satz:
Ich bin und bleibe vollkommen ruhig und gelassen.
Wiederhole diesen Satz täglich 20 x.
Dein Körper/Gedächtnis verinnerlicht diesen Satz und die damit verbundene Ruhe und Gelassenheit genauso, wie die Erinnerung an den Biss in eine saure Zitrone.

Und was gehört noch zur Entspannung?

Gutes, leckeres Essen, am Besten in netter Gesellschaft.

Schnell, einfach, lecker,...

Für zu Hause, oder unterwegs mit dem Gaskocher.

Bunter Salatteller

Zutaten:
Rucola
Lollo Rosso
1 Karotte
1 rote Zwiebel
1 gekochtes Ei
1 kleine Dose Thunfisch
Emmentaler gehobelt
Joghurtdressing
Schnittlauch

Zubereitung:
- Salat waschen
- Karotte hobeln oder in dünne Streifen schneiden
- Zwiebel schälen und in Ringe schneiden
- Schnittlauch kleinschneiden
- Ei schälen und vierteln

- Salat auf dem Teller verteilen
- Karottenstifte in die Mitte geben, eine Mulde reinmachen
- Thunfisch in dieMulde geben
- Joghurtdressing darüber
- Mit Zwiebelringen und Schnittlauchröllchen garnieren
- Fertig - **Guten Appetit!**

Das passt zum Salatteller und geht schnell:

- **frisches Baguette**

- **aus der Pfanne**
  - Fischstäbchen
  - Fischfilet
  - Garnelen (bratfertig)
  - Hähnchenschnitzel
  - Putenschnitzel
  - Lende
  - vegetarisches Schnitzel
  - ....

Und so kann der Salatteller zu Hause aussehen, oder unterwegs

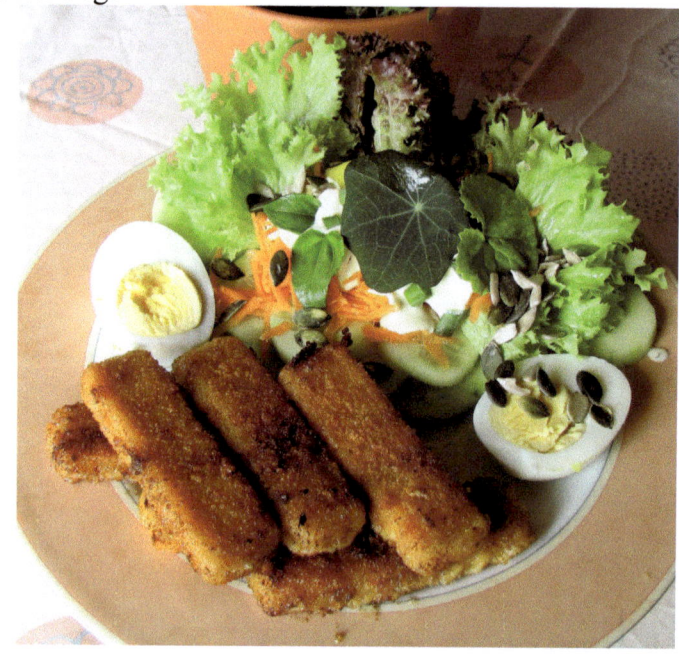

Nudeln mit Soße

Zutaten:
- 200g Nudeln
- 4 Tomaten (würfeln)
- Tomatenmark
- Oregano
- Rosmarin
- geriebenen Käse (Parmesan oder anderen)
- 100g Rucola
- Olivenöl extra native
- weitere Gewürze nach Wunsch

Zubereitung
- Wasser zum Kochen bringen
- Nudeln bissfest kochen
- 1 große Tasse Nudelwasser abschöpfen
- Nudeln abseien
- etwas Öl in den Topf
- gewürfelte Tomaten und Tomatenmark kurz anbraten und mit dem Nudelwasser angießen bis die gewünschte Konsistenz erreicht ist. Mit Rosmarin, Oregano und Pfeffer würzen. Weitere Gewürze wie Knoblauch, Chili,... nach Wunsch.
- Nudeln auf einem Teller anrichten, Soße, Käse und Rucola darüber
- eventuell mit frischem Schnittlauch und Petersilie bestreuen.
- Fertig - **Guten Appetit!**

Rindersteak mit Prinzessbohnen

Zutaten:
- 1 Rindersteak ca. 3cm dick
- 1 kleine Dose Prizessbohnen
- Brot (weiß oder schwarz)
- Pfeffer
- Kräuterbutter
- Olivenöl (extra native)
- Pfanne und Alufolie

Zubereitung:
- Rindersteak ca. 20 Minuten vor dem Braten aus dem Kühlschrank nehmen
- Pfanneninnenseite hauchdünn mit Öl einreiben
- Pfanne erhitzen (richtig heiß)
- Steak auf jeder Seite ca. 3 Minuten braten
- Steak aus der Pfanne nehem und in Alufolie wickeln
- Prinzessbohnen in die Pfanne geben mit Pfeffer würzen, ca. 8Minuten bei schwacher Hitze braten, regelmäßig wenden, bzw. umrühren.
- Fleisch aus der Alufolie nehmen, auf (falls möglich vorgewärmten,) Teller anrichten, mit Pfeffer würzen, Kräuterbutter darauf geben, Bohnen dazu und Brot.
- Fertig - **Guten Appetit!**

Wie "durch" das Steak wird hängt vom Fleisch, der Pfanne und der Hitze der Pfanne ab.
Anhaltspunkt: Rindersteak pro cm Dicke auf jeder Seite 1 Minute braten, wenn man es zwischen medium und

englisch mag. Einwickeln in Alufolie nach dem Anbraten, für ca. 5Minuten, bewirkt eine gleichmäßige Verteilung des Fleischsaftes im Fleisch.

Brot und Ei

Zutaten:

- Schwarzbrot
- Butter oder Margarine
- roher Schinken
- 2 Eier
- Schnittlauchröllchen
- Pfeffer

Zubereitung:

- Butter oder Margarine in der Pfanne erhitzen
- Eier anbraten
- Brot dünn mit Butter oder Margarine bestreichen
- Schinkenscheiben drauflegen
- Gebratene Eier auf das belegte Brot geben
- mit Pfeffer würzen
- und mit Schnittlauchröllchen garnieren

- Fertig - **Guten Appetit!**

Schwarzbrottoast

Zutaten für einen Toast:

- 2 Scheiben Schwarzbrot
- 1 Scheibe Schinken oder Veggiewurst
- 2 Scheiben Käse, am besten Gauda oder Edamer
- 1 kleine Zwiebel in Scheiben geschnitten

Zubereitung:

- Toast in einer Pfanne von beiden Seiten golden braten, bis der Käse anfängt zu zerlaufen
- Öfters wenden

Beilage:

- Frischer Blattsalat

Fertig – Guten Appetit

Frischer grüner Spargel

Zutaten:

- 250g grünen Spargel (Spargel ist meistens zu 500g abgepackt. Die eine Hälfte in ein feuchtes Geschirrtuch wickeln und im Kühlschrank aufheben)
- Ein paar Salatkernekerne
- Etwas Butter oder Pflanzenfett/Öl

Zubereitung:

- Vom unteren Teil des Stiels ca.0,5cm abschneiden
- Ca. 1/3 des unteren Teiles schälen
- Butter oder Pflanzenfett/Öl in der Pfanne erhitzen, den Spargel dazugeben und ca. 5 Minuten auf kleiner Hitze braten und immer wieder schwenken
- Sonnenblumenkerne darübergeben und kurz miterhitzen

Beilage:
- Frisches Chiabatta
Eventuell Fisch oder Fleisch

Fertig – Guten Appetit

Der letzte Abend unterwegs.

Restepfanne

Gekochte Kartoffeln oder gekochte Nudel sind die Grundlage. Diese in eine Pfanne geben und anbraten.

Weitere Zutaten:

alles kleinschneiden
- Wurst
- Gemüse wie Paprika, Tomaten, Zucchini
- Zwiebeln, Knoblauch

und ab in die Pfanne

- nach Geschmack würzen
- übrigen Käse kleinschneiden und die Zutaten in der Pfanne bedecken
- wenn der Käse zerlaufen ist Schnittlauchröllchen darüber geben
- Fertig- **Guten Appetit**

Selbstgemachtes Joghurtdressing

Zutaten:
- 1 Becher Joghurt
- 1-2 TL Senf
- 1-2 TL Majonaise
- 1 TL Leinöl
- 1-2 TL braunen Zucker

Zubereitung:
Alle Zutaten miteinander verrühren

Lagerung:
Im Kühlschrank 2-3 Tage haltbar

Warum Leinöl?
Leinöl hat für den Körper besonders wertvolle Omega 3 und Omega 6 Fettsäuren. Besonders wichtig für die „Schmierung" der Gelenke und der Elastizität der Adern.

Vielleicht gibt es das noch irgendwo!

Überraschungen gibt es immer wieder. Ich bin eigentlich kein Freund von Fast Food Restaurants, aber ab und zu brauche ich auch einmal etwas ganz Schnelles. Und so stand ich vor der Speisekarte eines Fast Food Restaurants und studierte diese eingehend und da sah ich! Kostenlos dazu! - Mehr Salat, mehr Zwiebeln. Ich bestellte also einen Cheeseburger, damals 1,19 €, mit zusätzlich Salat und Zwiebeln. Es ging! Ich bekam tatsächlich einen Cheesburger mit Salat und Zwiebelringen, ohne Aufpreis, für 1,19 €. Geschmeckt hat es!

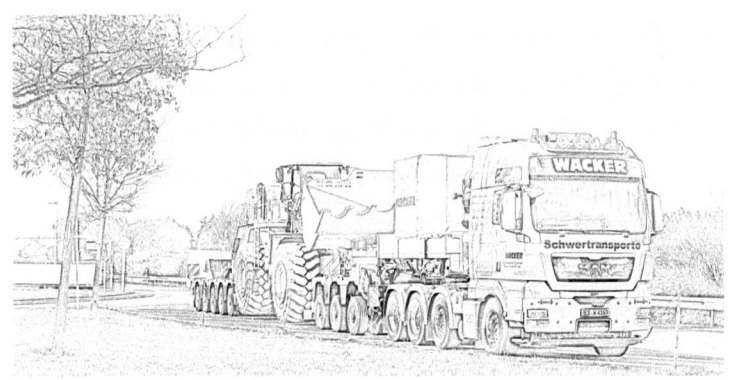

Viele meiner Kollegen und Freunde fragen immer wieder einmal: „Sag mal, wie hältst Du eigentlich Deine Figur?"

Und deshalb hier mein persönlicher Ernährungsplan nach über 3 Jahren Kraftfahrer

In der Arbeitswoche, von Montag bis Freitag, ernähre ich mich vegetarisch.

Frühstück:
- 2 cl Fruchtsaftkonzentrat, 1 Tasse Kaffee, 1 Vollkornknäckebrot, Butter und Marmelade

Unterwegs:
1. Getränke
   - 200ml O-Saft
   - 500ml Kaba
   - mindestens 500ml stilles Wasser
   - 2 Tassen Kaffee (Thermoskanne)
2. Essen
   - 1 Joghurt
   - 2 Eßlöffel Vollkornmüsli
   - 1 Ei
   - 1 Sandwich (Vollkorndinkelbrot mit Butter, Meerrettich, Käse und Salat)
   - 1 Apfel
   - 1 Banane (manchmal)

- 1 Riegel Bitterschokolade über 60% Kakaoanteil (nicht jeden Tag)
- 1 Müsliriegel mit Nüssen (wenn ich Lust drauf habe)

Abends:
- 100ml Tomatensaft mit 1TL Leinöl und 1/4TL Schwarzkümmelöl
- 200ml roten Traubensaft + Mineralwasser (mein Mineralwasser hat mehr Magnesium als Kalzium)
- Abendessen mit viel Salat
- 4 Walnüsse
- alkoholfreie Getränke

Am Samstag esse ich immer Fisch aus nachhaltigem Fischfang oder Fisch aus der Umgebung, wie Schleie oder Karpfen.

Sonntags gibt es manchmal zum Frühstück geräucherten Lachs, auch aus nachhaltigem Fischfang.
Mittags koche ich gerne mit Bio-Rindfleisch oder grille mit Fleisch aus der Region, wenn möglich auch in Bio-Qualität.

Ich höre auf meinen Bauch!
Und ich bewege mich so oft es geht! (Am liebsten gehe ich mit meinem Hund Jack spazieren)

Meine Top 7 für mein persönliches Wohlbefinden

- Egal wie ich bin, ich muss mich in meiner Haut wohlfühlen.

- Veränderungen gehen nur, wenn ich es wirklich will.

- Wenn mich der Zwischendurchhunger überkommt, trinke ich erst einmal reichlich Wasser.

- Wenn der Hunger dann nach 10 – 15 Minuten noch da ist, esse ich einen Apfel oder anderes Obst.

- Ich genieße mein Essen, denn nur wenn ich mein Essen genieße und mir Zeit zum Essen nehme, kann ich auf meinen Bauch hören, der mir sagt weiter essen, oder satt.

- Ich bewege mich in der Arbeit so oft wie möglich und mache die von mir empfohlenen Übungen. In meiner Freizeit gehe ich mit meinem Hund spazieren und halte mich mit leichtem Krafttraining und Entspannungsübungen fit.

- Ich erfreue mich auch an kleinen Dingen, wie das freudige Bellen meines Hundes, wenn ich nach Hause komme, das Schnurren meiner Katzen, der Duft einer Rose, das Singen eines Vogels, das Lächeln meiner Enkelkinder, ……

Literaturnachweise
Wissentlich hat der Autor keine Quellen zitiert, aber er verdankt sein Wissen auch folgenden Literaturquellen:

Ausbildungsunterlagen zum Ernährungsberater bei der Studiengemeinschaft Darmstadt
Ausbildungsunterlagen zum Fitnesstrainer bei der Deutschen Fitnesslehrervereinigung
Ausbildungsunterlagen zum Entspannungspädagogen bei der Akademie Gesundes Leben
Ernährungsumschau Umschau Zeitschriftenverlag GmbH Wiesbaden
Der neue Muskel Guide BLV Buchverlag München 2011
Behandle Deinen Rücken selbst Robin Mc Kenzie, Spinal Publications New Zealand LTD 2015
MaxxF Wend-Uwe Boeckh-Behrens, Rowohlt Taschenbuchverlag Hamburg 2010

Hinweis für die Leserinnen und Leser

Die Inhalte aus diesem Buch sind sorgfältig erarbeitet. Alle Rezepte sind vom Autor ausprobiert und werden regelmäßig serviert. Die Übungen macht er regelmäßig und bewirken bei ihm Wohlbefinden.
Dennoch erfolgen alle Empfehlungen, Übungen und Rezepte ohne Gewähr und der Autor kann keinerlei Haftung übernehmen.
Alles was die Leserin / der Leser aus dem Inhalt dieses Buches übernimmt bzw. verwendet, geschieht eigenverantwortlich.

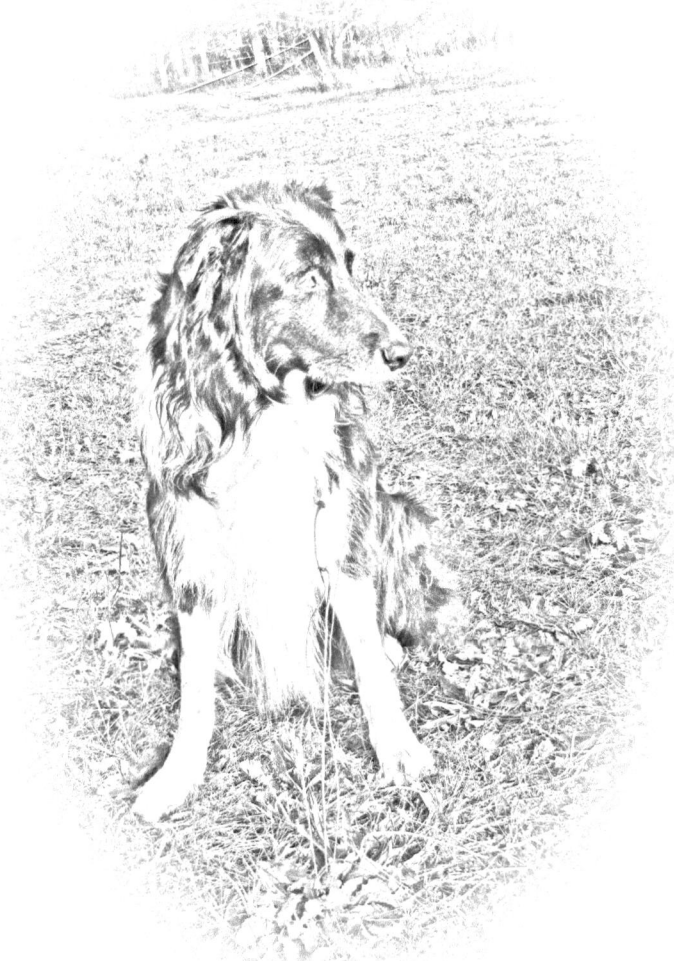

Über den Autor

Der Autor Reinhard Frederking ist seit seiner Jugend aktiver Sportler, mit mehreren Stadt und Vereinsmeistertiteln im Geräteturnen. Als Hobbys kommen neben dem Turnen noch Kochen, Schwimmen, Reiten und Fotografieren dazu.

1984 beendet er erfolgreich seine Ausbildung als Fotograf. Das Reiten, Wandern, und Kochen bleiben bis heute seine Leidenschaften, das Fotografieren gibt er auf.

Die Freude am Schreiben entwickelt sich.

Zurück zur Fotografie findet er mit diesem Buch und einer digitalen Canon Kompaktkamera und seiner alten EOS KB-Kamera

Seit 2008 ist er als ausgebildeter Ernährungsberater erfolgreich in der Ernährungsberatung tätig. Er bildet sich 2010 zum Entspannungspädagogen und 2012 zum Fitnesstrainer weiter.

Er gibt unter anderem auch Kurse für die Weiterbildungsbausteine der Berufskraftfahrer.

Die Bedürfnisse der Kunden stehen für Ihn schon immer an erster Stelle.

Leben im Hier und Jetzt das ist das, was er seinen Kunden vermitteln will. Eine ausgewogene Mischung aus gesunder Ernährung, Fitness und Entspannung sind der Grundstein für ein ausgeglichenes Leben.

Um Berufskraftfahrer noch besser beraten zu können, macht er 2012 die beschleunigte Grundqualifikation für Berufskraftfahrer und den Führerschein C/CE, sowie den Gabelstapler- und Ladekranschein.

Bei einer namhaften Spedition startet er als Berufskraftfahrer durch. Jetzt zeigt sich der Unterschied zwischen Theorie und Praxis.
Nach einem halben Jahr Fernverkehr wechselt er als Tankwagenfahrer in den Nahverkehr.
Er beginnt dieses Buch zu schreiben, gedacht als Ratgeber, um den schwierigen Berufsalltag des Berufskraftfahrers und Vielsitzers besser zu meistern.

Seine Ausbildung als Fotograf hilft ihm beim Gestalten dieses Buches.

Bereits erschienen:
„Faszination Autogenes Training mit Klang und Phantasie"
Im Verlag Books on Demand
ISBN 9783842366176

Danke, denn Dankbarkeit ist so wichtig.

Ein herzliches Dankeschön an meine Familie, besonders an meine Frau Regina, die mich genauso toll unterstützt hat, wie bei meinem ersten Buch, "Faszination Autogenes Training mit Klang und Phantasie".
Ebenso gilt mein Dank der Fahrschule Volker Burkhardt, die mir das LKW-Fahren beigebracht hat. Allen Arbeitgebern, die auch einem Ü 50 eine Chance geben. Meinen Kollegen, besonders dem Eugen, der mir immer mit Rat und Tat zur Seite stand. Ein ganz besonderes Dankeschön gilt meinen Fotomodellen Daniela Messingschlager und Volker Burkhardt, meiner Tochter Julia und allen anderen, die mich bei diesem Buch unterstützt haben.

Zum Entspannen

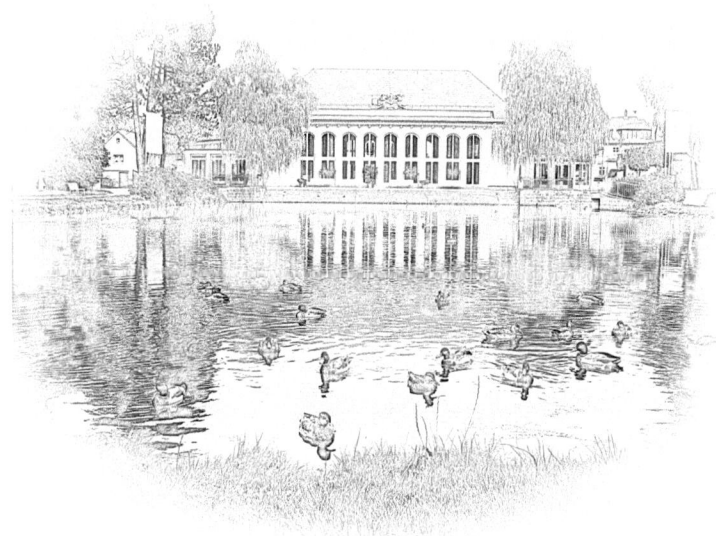

Denke positiv
•
Suche das Schöne im Leben
•
Verschließe aber nicht Deine Augen vor dem weniger Schönen
•
Und wenn es Dir einmal nicht gut geht
•
Gehe hinaus
•
Und freue dich an der Natur
•
Schneeflocken im Winter
•
Frühlingserwachen und Vogelgetzwitscher
•
Sommersonne
•
Herbstlaub
•
Kinderlachen

Raum für Notizen